MÉMOIRE

SUR LES PROPRIÉTÉS ANTISEPTIQUES

DU

CHARBON VÉGÉTAL PUR,

SUR SON ACTION SPÉCIFIQUE DANS LA PREMIÈRE PÉRIODE
DES FIÈVRES CONTINUES ET INTERMITTENTES,

(TYPHUS, FIÈVRE TYPHOIDE, CHOLÉRA, PESTE, ETC.)

ET SUR SA VERTU PRÉSERVATIVE
CONTRE LA CONTAGION DE CES MALADIES;

PAR

GEORGES WEBER,

PHARMACIEN, BACHELIER ÈS-LETTRES ET ÈS-SCIENCES, ANCIEN ÉLÈVE
INTERNE DES HOSPICES CIVILS DE STRASBOURG.

PARIS,	LONDRES,
CHEZ J.-B. BAILLIÈRE,	CHEZ H. BAILLIÈRE,
RUE DE L'ÉCOLE DE MÉDECINE, 17;	REGENT-STREET, 219.

ET CHEZ L'AUTEUR,
RUE NEUVE-DES-CAPUCINES, 8, A PARIS.

1846

MÉMOIRE

SUR LES PROPRIÉTÉS ANTISEPTIQUES

DU

CHARBON VÉGÉTAL PUR,

SUR SON ACTION SPÉCIFIQUE DANS LA PREMIÈRE PÉRIODE
DES FIÈVRES CONTINUES ET INTERMITTENTES,

(TYPHUS, FIÈVRE TYPHOIDE, CHOLÉRA, PESTE, ETC.)

ET SUR SA VERTU PRÉSERVATIVE
CONTRE LA CONTAGION DE CES MALADIES;

PAR

GEORGES WEBER,

PHARMACIEN, BACHELIER ÈS-LETTRES ET ÈS-SCIENCES, ANCIEN ÉLÈVE
INTERNE DES HOSPICES CIVILS DE STRASBOURG.

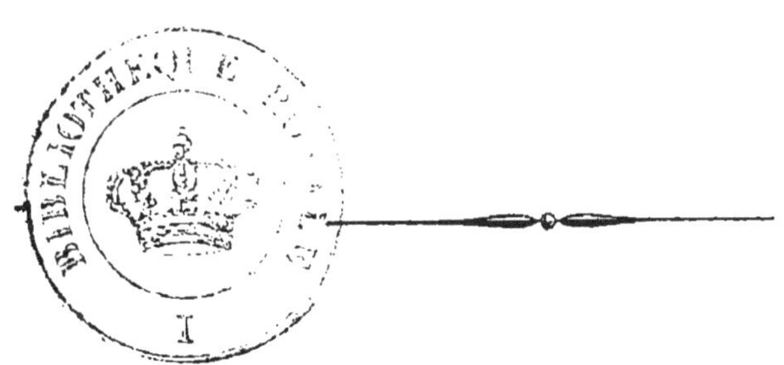

PARIS,
CHEZ J.-B. BAILLIÈRE,
RUE DE L'ÉCOLE DE MÉDECINE, 17;

LONDRES,
CHEZ H. BAILLIÈRE,
REGENT-STREET, 219.

ET CHEZ L'AUTEUR,
RUE NEUVE-DES-CAPUCINES, 8, A PARIS.

1846

PARIS. — IMPRIMERIE DE C.-H. LAMBERT, RUE BASSE-DU-REMPART, 24

PRÉFACE.

Ce mémoire a été composé dans le double but de faire ressortir l'importance du rôle que jouent les miasmes putrides dans une foule de maladies, et l'action spécifique, neutralisante d'une substance dès longtemps employée en médecine, mais mal appréciée, mal préparée, mal conservée, à notre avis, et généralement administrée en temps inopportun.

Notre travail se divise en trois parties :

Dans la première, nous cherchons, à l'aide des documents existants, à établir le rôle de la putridité comme cause essentielle des principaux accidents qui accompagnent ces maladies; dans la seconde, nous traitons du charbon végétal considéré comme agent thérapeutique, de son mode d'action, de préparation et d'administration; dans la troisième, enfin, nous exposons quelques principes d'hygiène au point de vue de la septicité et de la contagion des fièvres continues, et indiquons les mesures à prendre, les précautions à observer pour se garantir de cette contagion.

Paris, 12 mai 1846.

INTRODUCTION.

Les maladies où la putridité joue un rôle important, comptent parmi les plus graves, les plus nombreuses, les plus meurtrières, et nous ne craignons pas d'être démenti en avançant que la moitié du genre humain succombe sous leur influence. Il suffira de jeter les yeux sur l'énumération ci-dessous pour être convaincu que, loin d'exagérer, nous sommes peut-être resté au-dessous de la vérité.

Ces maladies s'observent, quoique à des degrés divers, sous toutes les latitudes, dans toutes les saisons, dans toutes les conditions sociales; bien que différentes sous le rapport de leurs symptômes particuliers, de leur marche, des influences spéciales qui président à leur développement, et d'une foule d'autres circonstances, elles offrent néanmoins entre elles un lien de parenté, un caractère commun, dépendant d'une cause qui leur est commune, la *putridité*.

Les différences qui les distinguent sont le résultat d'autres causes, dépendant des influences, soit épidémiques, soit topographiques, météorologiques, etc. Ces influences, venant s'ajouter aux miasmes putrides, impriment à la maladie qui en résulte, leur cachet particulier.

Il en résulte des fièvres, tantôt typhoïdes, tantôt intermittentes, pernicieuses, puerpérales, de résorption purulente, fièvre jaune, peste, typhus, choléra, dysenterie, scorbut, etc.

D'autres fois les miasmes putrides viennent compliquer des maladies moins générales, telles que différentes affections gangréneuses de la gorge, de la bouche, la gangrène ou pourriture d'hôpital, la plupart des affections de l'estomac et des intestins, la plupart des ulcères chroniques et notamment ceux qui résultent d'affections cancéreuses ou tuberculeuses, les caries, les nécroses, etc., etc.

Dans toutes ces affections, la putridité agit tantôt comme cause productrice de la maladie; d'autres fois elle ne se développe que consécutivement à cette dernière; mais, dans tous les cas, elle en est une complication des plus fâcheuses, et en constitue souvent toute la gravité.

---

§ I.

ÉTIOLOGIE.

Les hommes de science, les plus grands médecins de tous les temps, ont signalé l'influence des miasmes putrides sur un grand nombre de maladies, et notamment sur les fièvres endémiques et épidémiques, telles que fièvre jaune, peste, choléra, typhus, fièvre typhoïde, dysenterie, etc. Les discussions qui ont eu lieu naguère à l'Académie royale de médecine, ont singulièrement élucidé cette question en ce qui concerne le typhus, les fièvres typhoïdes et intermittentes, la peste et autres maladies endémiques dans les pays chauds.

En effet, l'habitant des pays chauds, humides, marécageux, respirant un air constamment imprégné d'émanations miasmatiques, absorbe une grande quantité de principes délétères. La chaleur de ces climats provoque d'abondantes transpirations, fréquemment supprimées par suite des variations brusques de la température, d'où il résulte que des principes destinés à être rejetés au dehors avec la sueur, restent dans l'économie, rentrent dans la circulation et viennent ajouter leur influence nuisible à celle des principes absorbés dans l'air.

Sous cette double influence, la fibre se relâche ; le système nerveux, les organes digestifs, en un mot toutes les parties essentielles à l'exécution régulière des fonctions, s'énervent et tombent en atonie ou faiblesse générale.

Par suite de l'atonie des organes digestifs, les aliments, au lieu d'être promptement digérés, séjournent dans l'estomac, s'y corrompent et fournissent des produits fétides, irritants, qui sont une nouvelle source d'infection.

Pour remédier à cette atonie et faciliter leurs digestions, les habitants de ces pays malsains ont généralement la funeste habitude de prendre des excitants de toutes sortes, et abusent notamment de liqueurs spiritueuses et d'épices.

Lors même que ces substances raniment momentanément les forces, elles ont pour effet constant l'irritation chronique de l'estomac et des intestins, et favorisent singulièrement le développement des épidémies particulières aux pays chauds.

On désigne généralement ces maladies sous le nom collectif *d'empoisonnements miasmatiques*, *d'infections putrides* ou *paludéennes*, et l'on a reconnu que cette infection peut produire, tantôt la peste ou la fièvre jaune, tantôt le choléra ou les fièvres intermittentes pernicieuses, tantôt la dysenterie, etc., suivant la différence des climats, des saisons ou d'autres circonstances; mais que toujours la *putridité* joue le grand rôle dans ces maladies et leur donne toute leur gravité.

Tel est le mécanisme suivant lequel se produisent les fièvres graves des pays chauds.

Dans les climats tempérés, il existe aussi de nombreuses causes d'infection, mais qui, en raison de la différence de température, agissent d'une manière différente et réalisent d'autres affections. C'est ainsi que dans les contrées marécageuses se développent les fièvres intermittentes, les fièvres pernicieuses, etc. Dans d'autres circonstances, la misère, les influences morales tristes, l'encombrement, le défaut d'air et d'espace, une alimentation mauvaise et insuffisante, les fatigues, les excès de tout genre, et enfin, surtout, ce quelque chose d'invisible, d'insaisissable, que les instruments les plus parfaits, les réactifs les plus subtils n'ont jamais pu démontrer, ce *divinum quid*, qui constitue, soit le *Génie épidémique*, soit le *Principe contagieux*, ces différentes causes, disons-nous, engendrent tantôt le typhus, tantôt les fièvres typhoïdes, le scorbut ou d'autres affections analogues (1).

(1) Les mêmes remarques s'appliquent sans doute aussi au typhus des bestiaux et autres épizooties.

Un fait essentiel, qui nous a toujours frappé, ainsi que la plupart des observateurs, parmi lesquels nous citerons Bichat, c'est que tous les miasmes, qu'ils soient absorbés dans l'air ou qu'ils se développent à la surface ou dans l'intérieur du corps, *se portent aussitôt vers le canal intestinal*, pour, de là, se répandre dans tout l'organisme. Cette particularité rend parfaitement raison de l'efficacité des antiseptiques à la première période de ces maladies.

Des observations malheureusement trop nombreuses fournissent la preuve que l'influence des miasmes putrides ne se borne pas seulement aux fièvres graves que nous venons de rappeler, mais qu'elle s'exerce avec une égale intensité sur un grand nombre d'autres maladies, telles que les fièvres puerpérale, de résorption purulente, hectique, les affections gangréneuses, etc., dans lesquelles, outre les conditions hygiéniques qui entourent les malades, il existe chez eux-mêmes soit une vaste plaie en suppuration, soit un abcès considérable ou un foyer quelconque, qui fournissent incessamment un liquide infect, putrescible, lequel étant resorbé, constitue la principale cause des accidents formidables qui accompagnent si souvent ces maladies. Ces accidents ne sont eux-mêmes, en définitive, qu'une fièvre grave, pernicieuse, entée sur une maladie primitivement locale.

Il est enfin une foule de maladies et d'incommodités où la putridité ne joue qu'un rôle secondaire, accessoire, mais dont elle augmente considérablement les inconvénients et les dangers; nous voulons parler des affections chroniques du bas-ventre, accompagnées de flatuosités, de borborygmes, de dévoiement ou de constipation, et donnant lieu à la plupart des migraines et autres maux de tête, etc. Presque toujours ces affections sont compliquées d'un grand développement de gaz et d'autres produits fétides. Toutes les émanations, l'haleine, la transpiration, les déjections alvines sont d'une odeur repoussante. L'expérience nous a appris que l'administration de notre antiseptique, en enlevant l'infection, remédie également aux accidents.

---

§ II.

NÉCESSITÉ D'UN BON ANTISEPTIQUE. — TENTATIVES INFRUCTUEUSES DE NOS DEVANCIERS.

L'existence d'un principe putride dans les maladies ci-dessus énumérées est pour nous une vérité incontestable, appuyée non-seulement sur notre propre expérience, mais encore sur celle des plus grandes autorités scientifiques. Depuis des siècles les médecins se sont préoccupés de cette idée : ce qui le prouve mieux que tout raisonnement, ce sont leurs nombreuses et vaines tentatives pour trouver un moyen capable d'absorber ou de détruire ces miasmes. En effet, dès qu'on eut constaté l'influence de l'élément putride, rien n'était plus naturel que de chercher à y porter remède ; car enlever la cause d'un mal c'est enlever le mal lui-même. Depuis longtemps on était donc à la recherche d'un bon antiseptique : on a eu successivement recours à une foule de médicaments, mais aucun n'a répondu à ce qu'on en attendait. On a expérimenté les toniques et les astringents, tels que le quinquina, le ratanhia, la tormentille, etc. ; les différents vinaigres préconisés comme antiseptiques ; les plantes aromatiques, le camphre, quelques huiles essentielles, etc., et enfin les chlorures de potasse et de soude ; mais tous ces moyens, à l'exception des chlorures, sont incapables de neutraliser les miasmes putrides ; en outre, ils exercent une action plus ou moins irritante sur l'organisme, et offrent surtout le grave inconvénient de contrecarrer, de neutraliser souvent l'action des médicaments destinés à combattre la maladie principale.

On a aussi essayé le charbon, et notamment en 1832, contre le choléra ; mais cet agent n'ayant produit presque aucun résultat (nous en dirons plus tard les raisons), il fut aussitôt abandonné.

Jusqu'à ce jour la science n'était donc guère avancée à ce sujet ; l'on ne possédait que des moyens inertes ou nuisibles, et le grand problème à résoudre était toujours celui-ci :

« *Trouver une substance réunissant les propriétés des chlorures sans en avoir les inconvénients ; pouvant être prise à l'intérieur sans attaquer les organes ; pouvant s'administrer concurremment avec toutes sortes de médicaments, sans les altérer dans leur composition et sans troubler leur action.* »

---

§ III.

CHARBON VÉGÉTAL, ANTISEPTIQUE ÉPROUVÉ : SES PROPRIÉTÉS CHIMIQUES ET PHYSIOLOGIQUES.

Ce problème est aujourd'hui résolu : le charbon végétal pur (préparé comme nous l'entendons), et conservé avec les précautions nécessaires, réunit toutes ces propriétés au plus haut degré. Il est sans odeur ni saveur ; il passe avec la plus grande facilité, sans exciter la moindre irritation sur le canal alimentaire; on peut l'administrer avec tous les médicaments possibles, sans qu'il entrave en quoi que ce soit leur activité. En un mot il n'a d'autre action que d'absorber les miasmes et de les neutraliser à mesure qu'ils se forment dans le tube digestif.

Ce que nous avançons ici, nous sommes en mesure d'en fournir immédiatement la preuve. Par une série d'expériences chimiques et physiologiques, établies sur une grande échelle, nous nous sommes assuré :

1° Qu'en mêlant une certaine quantité de charbon végétal pur, à un liquide quelconque altéré par la putréfaction, la mauvaise odeur disparaît à l'instant.

2° Que chez les personnes dont l'haleine est mauvaise, il suffit, pour faire disparaître aussitôt cet inconvénient, de mettre une dose de notre antiseptique en contact avec le foyer de l'infection. — On sait que la mauvaise haleine provient quelquefois des dents gâtées ; alors il suffit de mâcher le charbon ; d'autres fois elle provient de la gorge, alors l'indication est de se gargariser avec la même substance délayée dans de l'eau. Souvent aussi l'haleine impure provient d'une mauvaise digestion, et dans ce cas il convient d'en avaler une certaine quantité.

3° On obtient le même résultat, c'est-à-dire une désinfection instantanée, chez les personnes dont l'haleine devient momentanément impure pour avoir mangé certaines substances, comme de l'ail, de l'ognon, des radis, etc.; ou pour avoir bu de l'eau-de-vie, du rhum, etc. etc. — Le charbon mâché, puis avalé, fait aussi disparaître l'odeur du tabac chez les fumeurs.

4° L'ingestion du charbon végétal pur est tout-à-fait inoffensive : on en peut prendre trente grammes et même davantage dans la journée sans éprouver autre chose qu'une désinfection absolue des matières et des gaz intestinaux. — Nous l'avons vu employer avec un succès constant chez les personnes incommodées par des borborygmes ou gargouillements d'intestins, et par des flatuosités ou affections venteuses.

---

§ IV.

PROPRIÉTÉS THÉRAPEUTIQUES DU CHARBON.

Ces expériences, que chacun peut répéter et dont on pourrait multiplier et diversifier à l'infini les applications, prouvent sans réplique les propriétés désinfectantes du charbon et son innocuité. Elles seraient suffisantes, si des observations authentiques ne venaient déjà au secours de nos assertions, pour établir le rôle qu'il est destiné à jouer dans le traitement des terribles maladies dont nous avons tracé le cadre (voir § Ier). Déjà nous avons par-devers nous une masse imposante de faits qui prouvent son efficacité incontestable, et bon nombre de praticiens, des plus distingués, l'ont administré avec le plus grand succès.

Nos premières expériences sur le charbon remontent à l'année 1832, à l'époque où le choléra sévissait à Paris. Un médecin de nos amis en avait constaté sur lui-même l'efficacité.

Les bons résultats de ce moyen chez certains malades et son insuccès chez d'autres, fut d'abord ce qui attira notre attention. Il devait y avoir une cause de cette différence, et cette cause devait résider, selon nous, dans la *qualité* du charbon ou dans le *mode d'administration* du médicament. Pour nous en assurer, nous fîmes une série d'expériences, qui nous prouvèrent :

1° Que les charbons des différentes espèces végétales offrent une grande différence dans leur mode d'action sur l'organisme ;

2° Qu'un charbon, très-actif d'abord, peut perdre toutes ou presque toutes ses qualités antiseptiques, s'il n'est pas conservé avec les précautions nécessaires ;

3° Que l'efficacité de ce remède dépend *de l'opportunité* de son administration ; c'est-à-dire que, pris à une certaine période de la maladie, il agit en neutralisant sa cause principale, le miasme putride ; qu'il ne peut plus rien ou fort peu contre les altérations secondaires déterminées par cette cause.

On n'employait, en 1832, que du charbon tel qu'on le trouve dans les pharmacies ; il n'était ni *préparé*, ni *conservé* avec les précautions convenables, et on ne l'administrait généralement que dans la deuxième ou troisième période du choléra, c'est-à-dire alors que l'influence putride avait déjà profondément altéré les organes. On sait que les fièvres continues, telles que la peste, le choléra, le typhus, les fièvres jaune, typhoïde, etc., sont précédées d'une période de prodrômes (telle était, par exemple, la cholérine pour le choléra), période dans laquelle l'infection miasmatique existe seule. Cette infection, si elle n'est pas promptement neutralisée, ne tarde pas à effectuer les altérations qui constituent la maladie confirmée.

Or, nous l'avons déjà dit, le charbon n'a d'autre propriété que de débarrasser le corps des miasmes qui l'infectent. Il ne peut plus rien contre les altérations consécutives : voilà pourquoi il a échoué, dans les cas de choléra confirmé où toutes ces altérations existaient déjà.

C'est donc surtout comme préservatif, comme seul moyen capable de détruire l'infection, cause première, cause unique de la maladie, que le charbon exerce son action, mais alors cette action est de toute efficacité.

On peut bien encore en retirer de bons effets dans la seconde et même la troisième période de toutes ces affections, parce qu'il ne donne lieu à aucun inconvénient, et qu'il débarrasse le canal intestinal de la putridité, à mesure qu'elle s'y développe. Il a, du reste, comme nous l'avons déjà dit, un avantage signalé sur les autres antiseptiques : c'est qu'on peut l'administrer avec tous les médicaments possibles, sans troubler l'action d'aucun d'eux, et, par conséquent, sans entraver en quoi que ce soit le traitement approprié à toutes les complications possibles de ces maladies.

---

§ V.

MODE DE PRÉPARATION DU CHARBON VÉGÉTAL.

Le mode de préparation et l'*espèce* de charbon ont été l'objet de notre attention toute spéciale. Après de nombreux essais, nous nous sommes arrêté au charbon de sapin du Nord, comme étant chimiquement le plus pur, le plus poreux, le plus facile à réduire en poudre impalpable, et, partant, le plus facile à digérer. Le pin et les autres bois résineux fournissent des charbons offrant, à peu de chose près, les mêmes propriétés. Le charbon de buis, quoique jouissant d'un pouvoir absorbant plus considérable, c'est-à-dire de la faculté de neutraliser, à poids égal, une plus grande quantité de gaz infects, est moins pur que le précédent, plus difficile à pulvériser et se digère beaucoup moins bien. Le charbon de tilleul, généralement employé en médecine, contient une trop forte proportion de parties terreuses, qui, se vitrifiant par la calcination, irritent les intestins; ceux de bouleau, de chêne, de hêtre, d'orme, etc., sont encore plus impurs et ne sauraient être employés plusieurs jours de suite sans inconvénients.

Sauf les différences que nous venons d'indiquer, tous ces charbons sont doués, à peu de chose près, du même pouvoir absorbant. Il suffit qu'ils soient récemment et fortement calcinés et conservés dans des vases hermétiquement clos. Abandonnés au contact de l'air, ils absorbent aussitôt les gaz hétérogènes qui s'y trouvent, se saturent en peu de temps, et, plus tard, quand on veut les employer, on n'en retire plus aucun avantage. C'est donc chose essentielle que de préserver le charbon du contact de l'air au sortir du feu.

La préparation et la conservation du charbon médicinal sont des opérations plus délicates qu'on ne le pense, car c'est de leur bonne exécution que dépend tout le succès du traitement. Si nous insistons sur ce point, c'est que l'expérience nous a appris que l'activité du charbon bien conditionné est dix fois plus grande que celle du charbon éventé. Nous ne saurions trop recommander aux médecins qui le prescrivent et aux personnes qui en font usage, les précautions ci-dessous indiquées. Les maladies dans lesquelles on donne le charbon sont en général assez sérieuses pour qu'on veille à sa bonne préparation et qu'on ne s'expose pas à prendre une substance inerte à la place d'un médicament actif.

La pulvérisation et le tamisage, opérations assez

longues et qui ne peuvent s'exécuter qu'à l'air libre, font perdre au charbon une partie de son activité ; de plus, au sortir du feu, il est généralement recouvert d'une mince couche de cendres, dont la qualité alcaline peut exercer une action irritante sur les organes. Voici ce que nous avons imaginé pour remédier à ces inconvénients : avant la trituration, nous enlevons toutes les impuretés au moyen d'un soufflet, et après le tamisage nous avons recours à une seconde calcination, en vase clos, dans le but de chasser tous les gaz absorbés pendant la pulvérisation ; puis, aussitôt, la poudre est renfermée dans des bocaux préalablement chauffés. Ces bocaux sont bouchés hermétiquement.

---

§ VI.

MODE D'ADMINISTRATION.

Les médecins qui jusqu'à ce jour ont employé le charbon à l'intérieur l'ont prescrit sous trois formes différentes, savoir : en poudre, en électuaire et en bols ou pilules ; ils l'ont prescrit tantôt seul, tantôt combiné avec d'autres substances.

La poudre serait la forme la plus simple, mais elle a l'inconvénient d'être un peu difficile à prendre, à cause de sa légèreté, et par conséquent de son volume assez considérable; on la prend soit délayée dans l'eau, soit dans des pains à chanter.

L'électuaire est à notre avis la meilleure préparation. Elle se conserve mieux que la poudre, quand une fois le flacon est entamé; elle est aussi plus agréable et plus facile à prendre. On prépare cet électuaire de la manière suivante: sur du charbon en poudre sortant de la deuxième calcination et placé dans un vase préalablement chauffé, versez sirop de sucre quantité suffisante pour obtenir un électuaire de consistance épaisse; mêlez exactement, enfermez aussitôt dans des bocaux *ad hoc* chauffés à l'avance, et bouchez avec le plus grand soin. Le sirop devra être préparé à froid, avec de l'eau distillée et du sucre le plus pur, de chaque parties égales, pour être assuré qu'il n'y ait pas de principes hétérogènes provenant de l'eau ou du sucre. L'électuaire se prend soit en nature par petites cuillerées à café, soit dans du pain à chanter, soit délayé dans de l'eau.

Les pilules se font avec du charbon, un peu de gomme et de sucre. Aussitôt roulées, on les jette dans une poudre composée de parties égales de gomme et de sucre. Cette dernière pratique a pour but d'envelopper chaque pilule dans un enduit imperméable à l'air.

Ces pilules ne se donnent qu'aux personnes qui

auraient trop de répugnance, à cause de la couleur noire, à prendre l'électuaire ou la poudre. Leur action est moins immédiate et moins complète, parce qu'elle ne s'exerce nullement sur la bouche ni sur l'œsophage.

---

§ VII.

HYGIÈNE.

Aux faits qui précèdent, nous croyons devoir ajouter quelques considérations hygiéniques à l'égard des maladies où la putridité joue un certain rôle. Nous avons à examiner successivement l'hygiène des pays chauds, humides, marécageux, celle des camps, des vaisseaux, prisons, hôpitaux, lazarets ; les règles à suivre dans les épidémies et les précautions à observer dans les cas de maladies isolées, sporadiques, offrant des symptômes putrides.

1. HYGIÈNE DES PAYS CHAUDS.

Pour les pays chauds nous avons indiqué, § I, les causes nombreuses d'infection putride et les maladies qui en résultent. — L'étranger arrivant dans une contrée où règne l'une de ces épidémies est plus apte à la contracter qu'un indigène ; il y sera d'autant plus sujet qu'il résidera depuis moins longtemps dans le pays, qu'il arrivera d'un climat plus différent, qu'il sera moins sobre, que sa constitution sera plus délabrée par les excès.

Ceci ne veut pas dire que les indigènes, que les hommes acclimatés ou ceux qui ont une bonne et forte constitution soient à l'abri de tout danger. Loin de là; il semblerait même souvent que la maladie les attaque avec d'autant plus de violence, qu'ils se sont montrés plus réfractaires à l'influence morbide; mais toutes choses égales d'ailleurs, ils courent moins de risques, et, en prenant les précautions convenables, ils sont certains d'échapper au fléau.

La première et la plus importante de ces précautions est *la sobriété en toutes choses*; les excès de table, comme ceux de débauche, sont pernicieux et doivent être soigneusement évités. Dans les pays chauds, l'homme supporte beaucoup moins de nourriture que dans les climats froids ou tempérés. Sous l'influence de la chaleur, les digestions se ralentissent, et les aliments non digérés, qui surchargent l'estomac, ne tardent point à se corrompre et à fournir des principes méphitiques, cause essentielle de la maladie.

Les aliments pêchent souvent par leur *qualité* autant que par leur *quantité*. Dans les grandes chaleurs, il est difficile de se prémunir contre la corruption des substances alimentaires. Les viandes de boucherie, les volailles, le gibier, le poisson, enfin tout ce qui se mange, entre en corruption avec la plus grande facilité. Autant que possible, il ne faut toucher qu'aux substances dont on est sûr, et laisser de côté celles qui ne sont plus fraîches.

Les viandes salées, les charcuteries de toutes sortes (déjà de leur nature lourdes et difficiles à digérer), sont souvent plus ou moins altérées. Il n'en faut user qu'avec mesure et précaution, et s'en abstenir même tout à fait aux époques des épidémies et pendant les premiers mois du séjour dans ces contrées.

L'abus du vin et principalement des *liqueurs spiritueuses*, est une des causes les plus fréquentes de ces maladies : ils entraînent le délabrement de la constitution, énervent les forces morales et mettent l'économie dans l'impossibilité de résister à l'influence morbide.

L'alimentation du nouvel arrivant dans ces pays devra principalement se composer de potages ou soupes de toutes sortes, de viandes fraîches en petite quantité, de poisson frais, de légumes, bien cuits, de fruits cuits, de fruits crus, mais bien mûrs.

Pour boisson du vin coupé d'eau, ou bien de l'eau contenant par demi-litre une ou deux cuillerées à bouche d'eau-de-vie, de rhum ou de genièvre, du thé noir léger, peu de café ; ne jamais boire de liqueurs pures ou de l'eau non mélangée avec du vin ou des spiritueux.

Après les conditions d'alimentation les plus importantes sont celles d'habitation : se loger le plus loin qu'on le pourra des bords de la mer, des rivières, des marais; fuir les parties basses et infectes des villes, les rues étroites et obscures, choisir un local sec, bien aéré; éviter l'entassement de plusieurs personnes dans un local trop étroit, et toute autre cause d'infection; avoir un lit proprement tenu, plutôt dur que mou, renouveler fréquemment la paille, et exposer le matelas à l'air et au soleil aussi souvent que possible.

Les conditions de propreté personnelle sont également très-importantes. Dans un pays où l'on transpire presque continuellement, il est indispensable, dans la saison des chaleurs, de se baigner plusieurs fois par semaine et de mettre de temps en temps ses pieds à l'eau légèrement sinapisée. Le linge de corps doit être tenu propre, c'est-à-dire fréquemment renouvelé.

La fraîcheur du soir, qui succède brusquement à la chaleur de la journée est encore une cause très-fréquente de ces maladies. Sans parler des affections de poitrine et autres, l'impression du froid se rejette souvent sur le canal intestinal et devient le point de départ de la dysenterie ou de fièvres graves d'autre nature. Il est important de se bien prémunir contre cette impression, de ne se risquer hors de chez soi que suffisamment couvert et le corps libre de toute transpiration.

Il faut aussi éviter l'impression directe du soleil.

Il existe dans la plupart des pays chauds une habitude dictée par la nécessité, c'est de consacrer au repos plusieurs heures dans la journée. Ce qui serait inutile et même nuisible à la santé dans les pays froids ou tempérés, devient indispensable dans les climats chauds, et malheur à l'Européen qui, méprisant les conseils d'une sage hygiène, voudrait sans relâche déployer la même activité qu'il déploie impunément dans sa patrie ! Néanmoins le travail régulier et un exercice modéré sont aussi utiles que les excès de fatigue et les veilles prolongées sont funestes.

Après ces influences purement physiques viennent les influences morales, qui exercent également leur action à la longue et prédisposent à la maladie. L'ennui, le mal du pays et les chagrins de toutes sortes, en affaiblissant la constitution, donnent facilement prise à l'influence épidémique. On s'y soustrait par la distraction, et surtout par une occupation variée, constante, mais appropriée au climat et à ses exigences ; car l'occupation est la meilleure et la plus salutaire de toutes les distractions.

2. HYGIÈNE DES PAYS HUMIDES ET MARÉCAGEUX DANS LES CLIMATS TEMPÉRÉS.

Ce que nous avons dit pour les étrangers dans les pays chauds s'applique ici en partie. Quant à la nourriture elle devra être plus substantielle, et les excitants, pris en quantité modérée, n'ont aucun inconvénient. Les conditions d'habitation sont également importantes : fuir les localités basses et humides, rechercher les logements élevés, bien aérés et exposés au soleil, éviter toutes les causes de refroidissement, surtout le froid humide aux pieds. Il est bon aussi de se garantir le bas-ventre de l'impression du froid humide en portant sur la peau de cette partie une ceinture de flanelle, médiocrement serrée, qui en recouvre toute la surface.

Ici il convient d'ajouter au charbon un dixième environ de quinquina en poudre.

3. HYGIÈNE DES CAMPS.

Les soldats dans les camps sont exposés à toutes les intempéries, à tous les climats, à toutes sortes d'influences nuisibles, provenant soit des localités, soit des privations de toutes sortes, des fatigues, de la mauvaise alimentation, des excès mêmes de tous genres. La diversité de ces influences ne nous permet pas d'établir à cet égard une règle générale, d'autant plus qu'il serait souvent impossible d'y soustraire les armées. D'ailleurs les règles de cette hygiène ont été tracées par les plus grands maîtres de l'art, et sont appliquées par des hommes compétents. Nous nous permettrons seulement une observation pour les cas, malheureusement trop nombreux, où il se développe des épidémies. C'est alors que les préceptes ci-dessus indiqués pourraient trouver leur application, et que l'emploi judicieux des antiseptiques, et notamment du charbon, pourrait conserver la vie à la plupart des malheureux qui périssent décimés par les fièvres.

4. HYGIÈNE DES NAVIRES.

Les marins sont, comme les soldats, exposés à tous les climats et à toutes sortes de fatigues ; ils sont souvent entassés dans des cabines où ils manquent d'air et d'espace ; le fond de cale, où croupit l'eau mélangée avec toutes sortes de matières en décomposition, est un foyer permanent d'infection. De plus, dans les relâches, l'homme de mer, sevré depuis quelque temps des jouissances de la vie, s'abandonne volontiers à tous les excès imaginables. Ces conditions réunies peuvent développer la dysenterie ou des fièvres graves d'autre nature. Le manque de vivres frais et autres privations engendrent le scorbut. Dans toutes ces affections l'élément putride domine, et les règles d'hygiène et de prophylactique sont celles applicables aux climats chauds. Mais comme il est impossible de soustraire les équipages à quelques-unes de ces causes d'insalubrité, il faut au moins écarter les autres en enlevant le foyer d'infection du fond de cale et en aérant et purifiant les cabines par des fumigations de chlorures, de baies de genièvre ou autres. S'il vient à se déclarer une de ces fièvres à bord, il est urgent de transporter aussitôt le malade dans une pièce plus vaste et mieux aérée, et de lui faire prendre successivement, et *sans préjudice des autres moyens appropriés à la maladie*, deux ou trois doses d'antiseptique. En même temps, pour prévenir le mal chez le reste de l'équipage, il convient de faire prendre à chaque homme deux ou trois cuillerées à café de charbon dans les vingt-quatre heures.

Dans le cas où l'on n'aurait pas fait provision de charbon avant le départ du navire, on pourrait le préparer à bord, le réduire en poudre au sortir du feu et l'administrer immédiatement. Quoique moins actif et moins digestible, il peut encore rendre de signalés services.

5. HYGIÈNE DES PRISONS.

L'entassement, l'inactivité chez des individus généralement d'une constitution robuste, les influences morales, etc., développent fréquemment chez les détenus des maladies meurtrières, souvent contagieuses et à base putride. Ce que nous avons dit des marins trouve ici également son application à certains égards, surtout en ce qui concerne les maladies contagieuses. Les mêmes précautions doivent être employées.

6. HOPITAUX.

Toutes sortes de conditions d'infection se trouvent réunies dans les hôpitaux. Malgré la sollicitude paternelle des autorités municipales ou autres, pour en éloigner toutes les causes d'insalubrité, il est matériellement impossible d'empêcher ou de prévenir celles qui résultent de l'agglomération dans le même local d'un grand nombre d'individus, offrant les affections les plus diverses, quelquefois contagieuses. Les émanations de tout genre, que ni la disposition des lieux, ni les aérations et fumigations les mieux entendues ne détruisent jamais entièrement, peuvent engendrer toutes sortes de maladies : ici des érysipèles, là des gangrènes de la bouche, de la gorge, la pourriture d'hôpital ; ailleurs ce sont des fièvres puerpérales, de résorption purulente, etc. Plus que partout ailleurs, le caractère putride saute ici aux yeux, et les moyens propres à combattre cet élément sont aussi les plus capables de remédier aux accidents qu'il détermine.

7. LAZARETS.

Le rapport sur la peste fait dernièrement à l'Académie de Médecine, fait connaître les précautions minutieuses, nous dirions presque puériles, observées aux lazarets à l'égard des individus affectés de maladies dites contagieuses. Sans compter ce que ces pratiques offrent de difficile, de pénible aux personnes chargées de soigner les malades, elles ont le grave inconvénient d'effrayer ces derniers et de contribuer plus qu'on ne pense à l'issue funeste de la maladie. Quelles que soient d'ailleurs ces précautions, elles ne garantissent pas suffisamment les employés des lazarets, parce qu'ils ne font point usage de moyens capables de neutraliser les miasmes putrides, au moment où ils se concentrent dans le canal intestinal. L'emploi de ces moyens permettrait sans doute d'adoucir considérablement les rigueurs aujourd'hui en usage. Des médecins convaincus comme nous du caractère putride de ces maladies et de la vertu spécifique du charbon, pensent que l'on pourrait sans inconvénient aborder les malades, en ayant soin de tenir dans la bouche une certaine quantité de cet antiseptique, et d'en prendre à différentes reprises dans la journée ; ils pensent aussi qu'on pourrait sans danger abolir les quarantaines, si l'on détruisait le germe de la maladie chez les individus, au moyen des précautions ci-dessus indiquées, et si l'on purifiait leurs effets par les fumigations en usage.

8. ÉPIDÉMIES (*fièvres typhoïdes, choléra, typhus, etc.*)

Il se développe fréquemment, à la suite de grandes

vicissitudes atmosphériques ou d'autres influences le plus souvent inconnues, des maladies qui atteignent dans la même localité un grand nombre d'individus à la fois et qui présentent chez tous ces malades, sauf quelques différences peu importantes, les mêmes caractères, la même marche, les mêmes symptômes. On désigne ces maladies sous le nom d'*épidémies*. La plupart des habitants de la contrée où règne une épidémie ressentent l'influence de la cause épidémique, les uns plus, les autres moins, suivant leur plus ou moins d'aptitude à contracter la maladie régnante.

Nous ne parlerons ici que des épidémies où l'élément putride exerce une certaine influence. Toutes ces maladies sont précédées d'une période de prodrômes ou d'incubation, quelquefois très-longue, de plus d'un mois, d'autres fois de quelques heures seulement. Pendant cette période, les malades, sans être tout-à-fait alités, se sentent indisposés ; ils éprouvent un abattement physique et moral, un malaise universel, avec courbature, embarras gastrique, coliques avec ou sans dévoiement, maux de tête, etc., etc. La langue est habituellement chargée, l'haleine et les excrétions sont infectes. Ces phénomènes s'observent notamment dans les épidémies de fièvres graves, de choléra, de typhus, de fièvres typhoïdes, etc. On ne connaît pas la cause première de ces épidémies ; l'on suppose que c'est un principe particulier, insaisissable par les réactifs chimiques, immatériel peut-être, auquel on a donné le nom de *Génie épidémique*. Quoi qu'il en soit, cette cause se traduit par un développement rapide et considérable de principes putrides, lesquels, exerçant leur influence sur l'organisme, altèrent les humeurs et déterminent secondairement les altérations des organes solides, lesquelles altérations constituent la maladie réalisée. Or, *la période d'incubation* est précisément celle qui s'écoule depuis le moment où le *Génie épidémique* a fait sentir son influence, jusqu'à celui où les principes putrides ont réalisé les altérations des organes. Pendant cette période, les antiseptiques sont tout puissants ; ils sont le seul et unique moyen capable de neutraliser l'influence pernicieuse de la putridité, d'en rayer par conséquent la maladie.

Depuis longtemps on agite la question de savoir si ces maladies sont ou ne sont pas contagieuses. Nous avons à cet égard compulsé les auteurs et suivi les discussions académiques, et il nous est resté la ferme conviction que, dans une foule de cas, la maladie s'est transmise d'un individu à l'autre. Nous avons voulu en faire la contre-épreuve, et voir si, avec les précautions convenables, il n'y aurait pas moyen de se prémunir contre la contagion, et, jusqu'à ce jour, *nous n'avons pas eu un seul démenti !*

En attendant que nous ayons un nombre d'observations assez considérable pour faire admettre nos idées sans conteste, nous nous bornons à signaler le fait, en nous réservant dans une édition ultérieure de fournir les preuves à l'appui.

Voici en quoi consistent ces précautions : les personnes qui voient un malade atteint d'une affection réputée ou signalée contagieuse, celles qui l'entourent, feront bien de ne pas rester trop longtemps auprès de lui, respirant le même air; elles devront sortir ou prendre l'air frais aussitôt après l'avoir quitté; elles ne devront se permettre aucun excès de table, de fatigues, etc., ni s'exposer à aucun refroidissement ou autre cause morbifique; se tenir bien couvertes ; aérer leurs appartements, les purifier au moyen de fumigations, et enfin prendre par précaution trois doses de charbon dans la journée.

Quant aux personnes qui, sans approcher d'un malade, ont néanmoins à redouter la contagion ou l'influence épidémique, elles se trouveront bien de l'observance des précautions ci-dessus indiquées. Deux doses de charbon par jour pendant la durée de l'épidémie suffiront pour les garantir contre les miasmes.

FIN.

TABLE DES MATIÈRES.

FIN DE LA TABLE.

www.ingramcontent.com/pod-product-compliance
Ingram Content Group UK Ltd.
Pitfield, Milton Keynes, MK11 3LW, UK
UKHW020947220726
13924UKWH00002B/545